LA GOUTTE

ET

L'HUILE DE MARRONS D'INDE

PAR

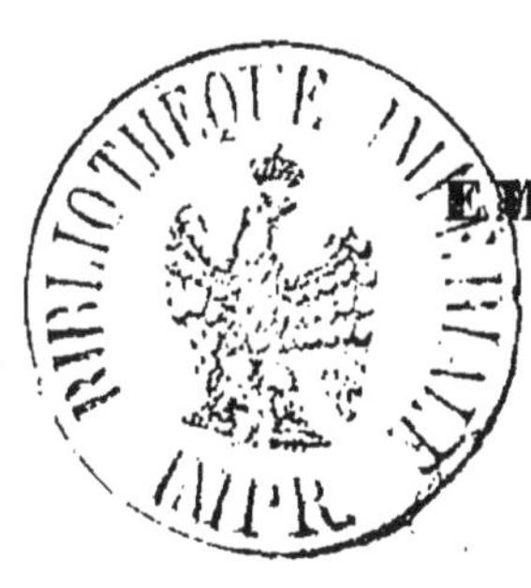

EMILE GENEVOIX

> L'huile de marrons d'Inde a été vantée depuis longues années contre la goutte et le rhumatisme.
>
> M. Genevoix, pharmacien à Paris, a régularisé sa préparation et son emploi.
>
> BOUCHARDAT (*Annuaire de thérapeutique*).

PARIS

LIBRAIRIE SCIENTIFIQUE, INDUSTRIELLE ET AGRICOLE

E. LACROIX

15, QUAI MALAQUAIS, 15

ET CHEZ L'AUTEUR, 14, RUE DES BEAUX-ARTS

1861

LA GOUTTE

ET

L'HUILE DE MARRONS D'INDE

Paris. — Impr. Walder, rue Bonaparte, 44.

INTRODUCTION

Je n'ai pas la prétention, en écrivant cette notice, d'enrichir la bibliographie médicale d'une nouvelle monographie sur la goutte ; encore moins d'ajouter une nouvelle théorie de cette maladie à toutes celles données depuis Hippocrate jusqu'à nos jours : je veux répondre aux questions que m'adressent mes clients sur la nature et la marche de cette affection, sur la valeur et les propriétés des principaux traitements et des médicaments employés pour la guérir, et leur apprendre le meilleur usage qu'on peut faire de l'huile de marrons d'Inde aux différentes phases de la maladie.

Ce travail ne sera, du reste, qu'un exposé des doctrines sur la goutte les mieux accréditées dans la science, en un résumé imparfait des observations transmises par les médecins qui ont employé se topique; s'il a quelque valeur, c'est à eux que doit en revenir le mérite principal.

DU MARRONNIER

ET

DU MARRON D'INDE

Avant de parler de l'huile de marron d'Inde, nous allons dire quelques mots du fruit qui la renferme et de l'arbre qui porte ce fruit.

Originaire des montagnes du Thibet, le marronnier d'Inde (classe des dicotylédones thalamiflores et de la famille des hippocastanées) fut apporté en France en 1615, et le premier arbre planté dans le jardin de Soubise. Sa rapide croissance, la beauté de son port, la richesse de ses fleurs et de son feuillage, en firent bientôt un des arbres préférés pour ombrager nos parcs et nos promenades publiques; mais là se borna longtemps son utilité. « Tout en lui parut merveilleux « (Duhamel du Monceau, *Traité des arbres*, 1755); « chacun s'empressa de le posséder : mais tout « est de mode il n'a presque plus de mérite aujour-

« d'hui; on ne tient compte que de quelques dé-« fauts que d'autres végétaux offrent également, « sans les racheter par d'aussi grands avantages. « Il est vraiment malheureux que quelque utilité « précieuse ne mette point un aussi bel arbre à « l'abri du discrédit où il est tombé. » Parmentier, l'immortel propagateur de la pomme de terre, s'est occupé spécialement de cet arbre. Il rapporte, dans son *Traité des arbustes*, qu'ayant fait greffer sur un marronnier un pêcher, il obtint des pêches magnifiques, d'un velouté, d'un incarnat incomparables, mais empoisonnées par l'amertume identique à celle du marron d'Inde.

Son bois ne peut servir à la construction; mais comme il est très-blanc, léger, tendre et facile à travailler, on l'emploie à la fabrication de vases, statues, corbeilles, coffrets, tables de travail, sur lesquels on exécute des peintures à l'huile. Le marronnier, arbre de première classe par son port, donne un bois inférieur au chêne, au hêtre, etc., mais il est le premier de nos bois blancs. Très-filandreux, il se conserve très-longtemps, ne s'altère pas sous l'eau, et fournit des produits très-avantageux à la sculpture et à la menuiserie. Les feuilles du marronnier peuvent servir à la fabrication du papier, ou donner par la combustion des cendres très-alcalines, d'où l'industrie devra retirer un jour une partie de la potasse qu'elle emploie.

Le marronnier d'Inde vit de cent cinquante à deux cents ans; il se couvre de feuilles à la fin de mars, fleurit dans la première quinzaine de mai, en belles grappes pyramidales, aux fleurs blanches panachées de rouge, et donne des fruits en septembre. Ces fruits, renfermés dans une capsule à trois loges, se réduisent souvent à une ou deux grosses graines, luisantes, d'un brun clair, arrondies ou anguleuses. Tous les efforts de l'agriculture, pour détruire la saveur amère de ces fruits, ont été inutiles. Cette âcre amertume les rend impropres à l'alimentation, répugnants pour la plupart des animaux; quelques espèces seules en mangent. La chimie industrielle est aujourd'hui parvenue à tirer un très-grand parti de la fécule du marron d'Inde, pour la fabrication de l'amidon, d'une blancheur et d'une qualité agglutinative remarquable. M. de Callias a fait de cette fabrication une véritable industrie nationale qui mérite d'être encouragée, protégée, car elle peut rendre à l'alimentation les céréales et la pomme de terre par milliers d'hectolitres, et donner à la culture du marronnier une importance réelle.

En effet, substituer un fruit non alimentaire aux substances farineuses employées dans la fabrication de l'amidon, c'est rendre à l'alimentation, d'après une statistique officielle, 1,200,000 hectolitres de blé et 7,000,000 d'hectolitres de pommes de terre, convertis chaque année en fécule ; ce serait une économie de plus de 60,000,000 de francs, au cours d'aujourd'hui. Sans doute, il n'existe pas en France assez de marronniers pour alimenter de fécule toutes nos industries ; mais ce n'est là qu'une question de temps et de peuplement. Il faut planter des marronniers. Qu'on se rappelle ce qu'était la production du coton et de la pomme de terre, il y a à peine cent ans. Son importance était à peu de chose près celle qu'a aujourd'hui la fabrication de la fécule du marron d'Inde. D'ailleurs, l'arbre qui porte ces fruits n'exige aucune culture, il est acclimaté partout ; il pousse rapidement dans les terrains les plus ingrats et ne demande pas à déposséder les autres plantes utiles du sol qu'elles occupent. Il est donc vivement à désirer qu'à l'exemple de Paris, les autres villes et les particuliers ornent de marronniers leurs parcs et leurs avenues, leurs terrains infertiles, leurs montagnes à reboiser. La France posséderait ainsi dans un avenir prochain, pour me servir des expressions d'un illustre chimiste, le docteur Sacc, « non-seulement des magasins de bois, mais de « vastes et inépuisables greniers d'abondance. »

De nombreux chimistes ont étudié le marron d'Inde ; il contient, d'après l'analyse, de 15 à 25 % de fécule ; sa place lui est donc assurée parmi les plus riches féculents.

Malgré l'hésitation que mettent les cultivateurs à ramasser et à vendre le marron d'Inde, cette vente, même au prix de 40 francs les 1,000 kilos, est l'une des plus productives de la culture. Ce prix est le double du cours auquel, en année moyenne, on achète les betteraves et la pomme de terre aux distilleries et dans les féculeries. Et où sont, pour le marron d'Inde, les frais de culture, le loyer de la terre, les mauvaises années ? La châtaigne elle-même, qui est un aliment, qui exige une main-d'œuvre bien plus coûteuse pour le ramassage, se vend toujours au-dessous de ce prix. Il faut sans doute attribuer les difficultés qu'on éprouve à s'approvisionner de marrons d'Inde, à la nouveauté de cette récolte pour l'agriculteur, et aussi au prix élevé des transports. Espérons que l'avenir se chargera de porter remède à ces deux obstacles.

La médecine hippiatrique faisait un grand usage, dès l'antiquité, du marronnier d'Inde, et c'est à cette circonstance qu'il doit son nom scientifique (*Æsculus hippocastanum*). L'analogie de son écorce avec celle des quinquinas fit penser qu'elle pourrait avoir des propriétés fébrifuges.

Zannichelli, Turra, Leidenfort affirmèrent, dès le commencement du dernier siècle, que c'était une des meilleures succédanées de l'écorce de quinquina. Coste, Willemet, un grand nombre d'auteurs, ont depuis confirmé leurs assertions;

mais les expériences plus récemment faites n'ont pas, il faut bien le dire, répondu à toutes les espérances que ces divers témoignages avaient fait naître. C'est cependant un très-bon tonique et un astringent qui a sa valeur.

Les ressources qu'offre le marron d'Inde sont immenses. Il peut donner la fécule et tous ses dérivés, l'amidon, la dextrine, le sucre de glucose, l'alcool, la saponine, dont on peut tirer grand parti pour le nettoyage des étoffes; le tannin ou simplement l'enveloppe capsulaire, pour le tannage; et enfin l'huile qui, aujourd'hui, est le véritable titre thérapeutique du marronnier d'Inde.

DE

L'HUILE DE MARRONS D'INDE

SON INTRODUCTION DANS LA MATIÈRE MÉDICALE.

L'huile de marrons d'Inde n'est ni un spécifique secret contre la goutte, ni un produit nouveau; elle ne contient aucune substance étrangère. — M. Boudet, pharmacien expert, membre de l'Académie de médecine, dans un rapport officiel, après avoir décrit notre procédé d'extraction, s'exprime ainsi : « M. Genevoix a opéré devant « moi à sa fabrique... Je me suis fait remettre « une certaine quantité du produit fabriqué; » et après avoir analysé ce produit, l'avoir comparé à l'huile de marrons obtenue par l'éther, dans son laboratoire, et à l'huile contenue dans deux flacons pris à la pharmacie, 14, rue des Beaux-Arts, M. Boudet ajoute : « Je considère toutes « ces huiles comme de même nature et constituant l'huile contenue naturellement dans les « marrons d'Inde. »

L'huile de marrons d'Inde pure, sans aucun

mélange, est prescrite depuis vingt ans par les médecins.

La découverte de cette huile ne m'appartient pas; Baumé, Pelletier et Caventou, M. Lepage (de Gisors) et tous les chimistes qui ont analysé le marron d'Inde, en ont signalé la présence dans ce fruit, mais en quantité minime, à titre d'exactitude analytique. M. Marnier, ancien officier de la garde royale, a, le premier, obtenu plusieurs kilogrammes d'huile de marrons, après en avoir constaté sur lui-même les propriétés anti-goutteuses, dans les circonstances relatées plus loin. Cette huile a été vendue pendant quinze ans sous le sceau du secret. Témoin de son efficacité, instruit des guérisons obtenues de 1840 à 1855, à l'aide de cette huile, par le témoignage de malades dignes de foi et de docteurs consciencieux, je l'ai acquise de madame veuve Marnier, et mon premier soin a été de la faire connaître sous son véritable nom.

Vers 1840, M. Marnier, podagre depuis plusieurs années, voyageait en Allemagne. Une attaque de goutte le cloua dans son lit. Convaincu que contre un mal incurable, toute lutte est inutile, il n'accepta qu'avec peine les secours d'un médecin qu'on lui amena malgré lui.

Le docteur allemand lui fit placer sur la partie malade un cataplasme de feuilles de marronnier et de fécule de marrons d'Inde : les douleurs cessèrent au bout de quelques heures, et à sa grande surprise, et surtout à son grand contentement, quelques jours après, il était sur pieds.

M. Marnier s'occupait de chimie industrielle : de retour en France, il soumit la plante qui l'avait si heureusement soulagé à l'analyse, il obtint du marron d'Inde de l'alcool et une huile d'une fluidité remarquable. Il savait combien la peau absorbe les huiles avec avidité, et les services que quelques-unes d'entre elles rendent dans le traitement de certaines affections rhumatismales : il pensa que l'huile qu'il venait d'obtenir devait être la cause principale de l'action topique du cataplasme de fécule de marrons d'Inde ; et à sa première attaque de goutte, il s'en servit pour liniment.

L'effet fut plus prompt et plus radical ; il l'employa alors à tous les retours de la maladie ; les accès diminuèrent de violence, furent moins longs, ne reparurent qu'à des époques de plus en plus éloignées, et finirent enfin par disparaître complétement. Les guérisons qu'il opéra autour de lui établirent bientôt la réputation de son remède. Il vit alors dans sa découverte une source de bénéfice, et pensant que le secret garantissait seul sa propriété, et lui en assurait l'exploitation, il résista à toutes les démarches que plusieurs médecins, témoins de l'étonnante efficacité de son huile, firent auprès de lui pour le décider à révéler sa composition et à en référer à l'Académie.

En 1842, M. le docteur Charles Masson, qui avait connu M. Marnier podagre et continuellement tourmenté par la goutte, fut surpris de le retrouver parfaitement ingambe et fort dispos. Celui-ci lui raconta sa guérison, la découverte de son remède et lui désigna plusieurs personnes qui l'avaient appliqué avec un entier succès.

Le docteur Charles Masson, comme la plupart des médecins qui se sont occupés de cette maladie, était lui-même goutteux. Quoique fort sceptique à l'égard des remèdes secrets en général et surtout à l'égard des spécifiques contre la goutte, le désir de trouver enfin un soulagement à ses attaques, lui fit interroger les personnes que lui désignait M. Marnier, et leur témoignage lui donnant une certaine confiance, il se servit de cette huile à son premier accès et constata ainsi sur lui-même son efficacité. Il l'appliqua dès lors à ses clients avec la sage circonspection qu'on doit avoir, lorsqu'il s'agit d'un médicament dont on ne connaît pas la composition; tous les résultats furent heureux, inespérés.

La réputation de l'huile préparée par M. Marnier grandit peu à peu. Plusieurs médecins suivirent l'exemple du docteur Charles Masson; des personnes traitées et guéries par l'emploi de l'huile furent présentées aux sociétés médicales qui ne purent ni mentionner ces présentations dans leurs procès-verbaux, ni s'occuper d'une manière officielle d'un remède dont la composition restait cachée. M. Marnier mourut en effet sans avoir jamais voulu révéler son secret. Après l'avoir acquis de sa veuve, mon premier soin a été de faire connaître ce produit, et je ne me suis réservé qu'un droit, *celui d'avancer le premier beaucoup d'argent pour l'extraire en grand et en vulgariser l'usage*, et, comme l'a très-bien déterminé M. Bouchardat, mon rôle a été d'en régulariser la production et l'emploi.

Mes premiers essais, — après avoir appris que l'huile Marnier était de l'huile pure de marrons d'Inde très-ancienne, car M. Marnier n'a pu en fabriquer en grand qu'une seule fois en 1842, — ont été infructueux; les quantités obtenues étaient insignifiantes, décourageantes. J'en vins à employer l'éther, — l'huile revint à un prix exorbitant; — le sulfure de carbone, — l'huile avait une odeur repoussante; — la benzine, — l'odeur disparut un peu mieux. — mais ce n'était pas là la perfection. Je revins aux premiers procédés, à la destruction de la fécule par l'ébullition dans l'eau acidulée; un demi-succès vint m'encourager; j'y mis de la ténacité, et je pus constater : 1° que la production de l'huile n'est certaine qu'à la condition d'agir à la fois sur de grandes quantités; 2° que l'eau joue un grand rôle, et que l'absence d'huile ne provient souvent que d'une saponification qui s'est faite sous nos yeux et à notre insu; 3° que la terre où pousse le marronnier, la maturité du fruit ont aussi une grande importance : ainsi les marrons récoltés au Luxembourg dans la grande allée de l'Observatoire ne m'ont jamais donné que des déceptions très-coûteuses. Depuis trois ans, je fabrique plusieurs centaines de kilogrammes par an, et au besoin, je pourrais passer un marché de plusieurs milliers de kilogrammes d'huile pure de marrons d'Inde. La quantité d'huile contenue dans le marron d'Inde est cependant minime, bien au-dessous de celle qu'on laisse dans les tourteaux de graines oléagineuses épuisés. Les chimistes qui ont analysé le marron ont trouvé de 4 à 5 0/0 d'huile. M. Boudet a bien trouvé 7 1/2 0/0, mais dans la pulpe desséchée, ce qui fait 3 à 4 0/0 pour le marron frais. M. Lepage a trouvé 5 1/2 0/0 dans les marrons d'Inde décortiqués. Je n'obtiens que 1 1/2 0/0; en agissant sur 100 kilogrammes à la fois, il y a des pertes inévitables, conséquence ordinaire de la fabrication en grand.

La *vie publique* de l'huile de marrons d'Inde a été accueillie par un *tolle* général dans le monde pharmaceutique; l'incrédulité et la médisance ont prêté à ce produit naturel les compositions les plus bizarres ; les plus indulgents ont nié la présence de l'huile dans le marron d'Inde ; il a fallu une expertise légale, une attestation judiciaire pour convaincre les incrédules ; et grâce à cette sanction scientifico-légale, le doute n'est plus permis ; mon huile est *reconnue comme l'huile pure de marrons d'Inde, sans addition d'aucune substance étrangère.*

En dehors des ennuis de la fabrication, un autre point m'intéressait, c'était de savoir si avant le docteur allemand d'autres avaient fait une application du marron d'Inde comme anti-goutteux. Or, non-seulement cet usage se retrouve en plusieurs pays de l'Allemagne, mais il est surtout connu en Orient.

M. le docteur Pollidez-Effendy, attaché à la maison du sultan et ancien élève de la Faculté de Paris, a assuré que, dans l'Asie-Mineure et à Constantinople, les cataplasmes de marrons d'Inde sont un des remèdes populaires appliqués à la guérison des douleurs rhumatismales, que leur efficacité est réelle, et qu'il ne connaissait pas jusqu'ici de calmant plus prompt et plus sûr des attaques goutteuses, qui d'ailleurs, en Orient, sont bien plus rares et bien plus légères qu'en France.

En France, le marron d'Inde sert dans le peuple à plusieurs usages médicaux : on emploie sa poudre aromatisée contre le coryza ;

torréfié et réduit en poudre, il constitue avec le lait un potage auquel certains tempéraments épuisés, certains estomacs délabrés demandent la santé.

Une pratique bizarre, consistant à porter dans ses poches des marrons d'Inde entiers, trouve, surtout dans les classes élevées de la société, de nombreux fanatiques qui demandent à ces marrons inoffensifs, ceux-ci la guérison de la goutte, ceux-là la disparition des hémorrhoïdes. Qu'un corps ovoïde, lisse, facile à tourner, procure un exercice salutaire à la main et aux doigts du goutteux, cela se conçoit, et nous connaissons plusieurs vieillards qui tiennent cette habitude du professeur Récamier; mais qu'un marron d'Inde perdu dans les profondeurs de la poche agisse sur le flux hémorrhoïdal, cela tient du sortilége, et ressort plutôt des attributions de Robert-Houdin que de celles d'Hippocrate.

Fourrier, dans ses analogies, cite la propriété anti-goutteuse du marron d'Inde. M. Mouchon, pharmacien à Lyon, en extrait l'esculine, dont les propriétés anti-fébrifuges, anti-névralgiques, doivent être prises en sérieuse considération. Tous ces essais thérapeutiques indiquent certainement dans les masses une conviction bien ancienne des propriétés médicales de ce fruit.

Avant d'entrer dans l'étude de la goutte et de son traitement, nous tenions à dire l'origine du produit que nous préparons, et notre modeste rôle dans son introduction dans la pratique médicale. Nous tenions surtout à constater que c'est un remède simple, entièrement pur de tout mélange avec la morphine, le colchique, la coloquinte, la scille, la jusquiame, l'huile de croton, substances nuisibles et dangereuses qui donnent à la plupart des anti-goutteux leurs principes actifs.

Le marron d'Inde entier renferme deux huiles différentes : celle de l'écorce est verdâtre (analyse de MM. Pelletier et Caventou) ; celle du marron décortiqué est d'un jaune orangé (Baumé et Lepage). MM. Salesse (de Bourg), Frémy, Potier, Chevalier, l'abbé d'Anchin ont parlé de l'huile de marrons d'Inde ; son extraction difficile et coûteuse a mis à néant les diverses applications industrielles qui lui étaient assignées. Avant d'indiquer les caractères extérieurs de l'huile de marrons d'Inde, nous devons prémunir nos lecteurs contre une fraude qui est une véritable tromperie sur la nature de la chose vendue ; il se débite dans le commerce, sous le nom d'huile de marrons d'Inde, certaines huiles d'œillette pures ou obtenues par macération ou décoction de cette huile d'œillette sur quelques marrons d'Inde. Indiquer cette supercherie, c'est la flétrir aux yeux des honnêtes gens, et elle nous semble identique à celle qui consisterait à vendre, comme huile de ricin ou de croton, une macération ou une décoction de 100 kilos d'huile blanche sur un kilo de l'une ou de l'autre de ces graines.

L'huile de marrons d'Inde récente et vue en masse est d'un brun verdâtre, couleur qu'elle doit à mon procédé d'extraction sur le marron non décortiqué; elle exhale une odeur empyreumatique; elle a une saveur spéciale qui laisse dans la bouche un arrière-goût d'amertume. Au bout de deux ou trois ans, elle devient d'un jaune brun; elle exhale alors une odeur caractéristique de marrons d'Inde, odeur qui n'existe dans aucune autre huile. J'ai un échantillon de l'huile préparée en 1842 et en 1855 : la première est d'un jaune cuivré, la seconde couleur orange foncé; elles n'ont ni l'une ni l'autre cette odeur et cette saveur nauséabonde des huiles rances; celle de 1855 a une odeur très-agréable, aussi suis-je en droit d'affirmer que l'huile de marrons d'Inde ne rancit pas ou peu, et qu'elle se conserve presque indéfiniment.

DE LA GOUTTE

I

SA MARCHE ET SON DÉVELOPPEMENT.

Nous n'entrerons pas ici dans l'histoire difficile et compliquée des manifestations goutteuses : maladie protéiforme, dont les symptômes et la marche varient suivant les individus qu'elle affecte et les circonstances dans lesquelles elle se développe, la goutte échappe à toute définition. Nous nous arrêterons simplement aux faits qu'il a été donné à presque tous les praticiens de reconnaître et de bien établir sur la généralité des malades ; en un mot, aux faits sérieux et reconnus par la science médicale.

Les auteurs qui, comme Sauvage et Guilbert, ont voulu établir de nombreuses variétés de gouttes et de longues séries dans leur classement, ont pu être trompés par ce cortége d'affections légères et peu localisées qui précèdent, accompagnent et suivent presque toujours les accès, — lorsqu'on laisse à la maladie poursuivre son funeste et entier développement, — mais qui sont différentes et indépendantes de l'affection principale.

Un fait capital caractérise la goutte : c'est l'affection articulaire locale qui apparaît avec la maladie, se développe avec elle et semble presque la constituer seule, — quoiqu'elle soit accompagnée et dominée par une affection générale et profonde de l'organisme, dans laquelle il faut aller chercher et combattre sa véritable cause.

L'étude de l'affection articulaire nous amènera à l'examen de l'affection générale.

La forme la plus ordinaire, celle par laquelle la maladie débute presque toujours, a été appelée goutte aiguë. Elle prend à la force de l'âge, le plus souvent de trente à cinquante ans, plus les hommes que les femmes, et elle apparaît d'autant plus terrible que la constitution qu'elle veut détruire est plus vigoureuse. Dans de rares exceptions, elle envahit dès l'adolescence les enfants qui ont trouvé cet héritage dans leur famille. Parfois, elle apparaît après soixante ans, mais elle semble alors mesurer la douleur aux forces du vieillard que la mort va atteindre.

C'est au printemps, lorsque tous les fluides qui donnent la vie au corps humain semblent avoir reçu une énergie et une activité plus grandes du souffle régénérateur qui ranime la nature, qu'éclate la première explosion du mal. Quelques symptômes, que plus tard on ne reconnaîtra que trop, l'ont annoncé à l'avance; mais un bien-être plus grand qu'à l'ordinaire a paru leur succéder. Le soir, un sommeil calme et profond promet un avenir plein de santé, et quelques heures après, — de minuit à deux heures ordinairement, — une douleur terrible, subite comme un coup de poignard, vous réveille et vous tient jusqu'au jour. C'est la goutte, *la mère des douleurs*, qui prend possession de sa proie. Au soleil levant, la douleur cesse ou diminue, le malade se croit presque guéri, et la goutte, — comme ces habiles tortionnaires qui donnaient un cordial au supplicié pour lui rendre les forces nécessaires pour supporter de nouvelles souffrances, — laisse à un sommeil tranquille et réparateur le soin de faire oublier un peu les tortures de la nuit. Puis elle reparaît aussi terrible à la même heure que la veille et ne quitte au bout de huit jours l'articulation du gros orteil et le métatarse qu'elle choisit presque toujours d'abord de préférence, que pour revenir quelques mois plus tard, et s'emparer successivement des autres articulations et presque de l'organisme entier.

Chaque malade emploie les images les plus terribles qui se présentent à son imagination pour exprimer les douleurs qu'il souffre. Les uns les comparent aux déchirements de la chair, les autres à une morsure qui rongerait l'articulation, un autre à un tiraillement constant, à une torsion continuelle ; celui-ci à un clou qu'on enfonce dans la partie malade. Un besoin irrésistible de se mouvoir les travaille, et le moindre mouvement leur paraît impossible, le plus léger frottement du drap et de la couverture leur arrache un cri de douleur.

Le malade s'irrite contre le mal qui le torture, et ses impatientes colères atteignent les personnes qui l'entourent et qui ne peuvent le soulager ; puis cette impuissance de réagir contre la douleur l'attriste et le jette dans une mélancolie profonde qui plus tard le saisira comme un pressentiment instinctif à l'approche d'un nouvel accès.

Ce premier accès ne laisse ordinairement d'autre trace locale qu'une simple augmentation de chaleur, et le malade reste dix-huit mois, parfois deux ans, dans un état qui paraît être celui de la santé la plus complète; il se croit pour toujours à l'abri de son mal, il l'oublie, lorsque tout à coup, sans cause appréciable, la douleur revient plus vive, plus intense, l'inflammation augmente, le gonflement est plus considérable ; un plus grand nombre d'articulations sont envahies, l'accès a plus de durée, la convalescence est plus longue.

Après le retour de quelques accès,—toujours de plus en plus rapprochés, et de plus en plus longs et douloureux, — le malade conserve dans leurs intervalles un peu de sensibilité maladive et de raideur aux articulations ; la goutte tend à passer à l'état chronique et à prendre la forme de *goutte chronique fixe*, ou de *goutte mobile*, suivant le tempérament et la conformation des individus.

Un fait important à noter dès à présent pour le traitement de la goutte, c'est que, malgré les caractères inflammatoires de l'accès, il ne se termine jamais par la suppuration. Une desquamation de l'épiderme qui recouvre la partie malade, ou l'exsudation d'une matière épaisse et blanche, une transpiration d'une odeur acide caractérisent la fin de l'accès, qui le plus souvent se termine sans crise locale.

Si un accès de goutte glisse sur une articulation sans s'y fixer, ni y reparaître, une douleur passagère est le seul mal qu'on en éprouve ; l'affection ne devient redoutable que par les désordres qu'amènent ces retours constants ; mais elle est d'autant plus dangereuse qu'elle est plus ancienne et qu'on lui a permis pour ainsi dire d'y faire mieux son siége, de s'infiltrer plus profondément dans l'organisme. Tous les tissus de la partie atteinte éprouvent d'abord un développement morbide, le système vasculaire prend une ampliation remarquable ; les veines sous-cutanées se dessinent en cordons, le sang y séjourne, la peau devient de plus en plus rouge.

Il se forme des lésions évidentes aux membranes séreuses synoviales ; elles sont marquées de points livides, injectées de sang épaissi et privées de transparence naturelle ; elles présentent une grande sécheresse, ou sont humectées par un liquide aqueux, sans cohésion, dans lequel l'analyse fait reconnaître une grande quantité d'acide urique. Les cartilages et les fibro-cartilages corrodés et comme ulcérés s'ankylosent. L'altération atteint bientôt les os, dont la partie spongieuse s'injecte de sang et qui parfois se ramollissent, d'autres fois durcissent d'une manière anormale.

Les doigts, les orteils, les membres se déforment alors au point, dit Sydenham, que les mains ressemblent à un paquet de panais. Des nodosités caractéristiques s'établissent aux articulations, tantôt isolées, tantôt en chapelet variant de volume depuis la grosseur du grain de mil jusqu'à la grosseur d'une noix ; formées d'abord dans les cartilages et dans les membranes synoviales, où une crépitation caractéristique dénonce leur présence, elles se rapprochent de plus en plus de l'épiderme, qu'elles usent par leur rugosité et s'échappent par les ouvertures fistulaires qu'elles ont faites. Ces concrétions tophacées sont composées principalement d'urates de chaux et de soude, et paraissent être de la nature des calculs et de la gravelle. Leur analyse jette un grand jour sur la nature de la maladie et son traitement général.

Les articulations ne sont pas seules le siége des nodosités uriques. « On a souvent remarqué chez « les goutteux, c'est-à-dire chez les sujets qui of- « frent les manifestations de la diathèse urique, « des concrétions tophacées qui se développent sur « le pavillon de l'oreille, en dedans de l hélix, et « apparaissent sous la peau, en formant un petit « relief arrondi. Abandonnées à elles-mêmes, ces « concrétions sont quelquefois spontanément éli- « minées sans l'intervention d'un travail inflam- « matoire ; elles laissent à leur place une petite « cicatrice. Ce n'est pas là une affection nouvelle ; « les médecins anglais, qui ont plus souvent que « nous l'occasion d'étudier la goutte, ont observé « déjà ces concrétions. Garrod prétend qu'on les « rencontre dans la moitié des cas, et même que « leur apparition précède quelquefois les autres « manifestations de la diathèse. Ce serait donc un « élément très-précieux pour le diagnostic des af- « fections goutteuses à leur début. M. Charcot n'a « pu observer que six individus atteints de goutte, « à cause de la rareté de cette affection dans les « hôpitaux : sur ces six cas, trois fois il a rencon- « tré les concrétions dont nous venons de parler. « Extraites au moyen d'une petite incision, elles « se présentent sous l'aspect d'une matière plâ- « treuse, composée de cristaux durs. Si l'on sou- « met ceux-ci à l'analyse, on voit que leur com- « position chimique est celle des tophus articu-

« laires; l'acide acétique en dégage de l'acide « urique qui se forme en cristaux bien appa- « rents. » (*Société de biologie.*)

Parfois la sécrétion arthritique est plus longue à s'établir et affecte, sous forme de tumeur blanche, le genou, le coude, le poignet, l'articulation de la jambe et du pied. Les personnes d'un tempérament débile, les femmes, les vieillards y sont surtout sujets; leurs souffrances sont moins vives, mais plus longues et plus constantes. Lorsque, par ses dépôts versés goutte à goutte dans l'articulation, de fluide visqueux, qui en durcissant rapidement, formera les concrétions tophacées, la goutte chronique a changé les rapports des parties articulaires et déformé les membres, elle ne borne pas là ses désordres. Les pieds, les mains sont desséchés et frappés d'une véritable atrophie; le patient se voit, jeune encore, privé de l'usage de ses membres, et n'y ressent la vie que par les souffrances qu'il y endure.

Cette marche lente mais constante, progressive, de la maladie qui à chaque accès étend son domaine, est le plus puissant argument qu'on puisse opposer aux partisans d'une méthode désespérante qui se résumait par ces deux mots : *patience et flanelle*, et prétendait que chaque attaque est une crise favorable d'un mal incurable ; que la douleur et les dépôts articulaires en étaient les symptômes nécessaires qu'il ne fallait ni arrêter ni détruire dans la crainte de réactions terribles.

Par elle-même, la douleur, soit-elle morale ou physique, brise la vie aussi bien que la blessure la plus profonde. C'est un des grands bienfaits de la médecine actuelle de l'épargner au patient par l'emploi des anesthésiques ; l'huile de marrons d'Inde ne ferait-elle que la faire disparaître de chez le goutteux, qu'elle lui rendrait déjà un inappréciable service. Mais là ne se bornent pas ses effets ; en enrayant l'accès, elle empêche toute lésion articulaire, et semble neutraliser le fluide spécial, qui, d'après Sydenham, est produit par l'affection générale et profonde qui domine l'organisme et donne naissance à la goutte.

Les symptômes de cette affection générale et profonde, ceux qui précèdent ou accompagnent les attaques de la goutte, diffèrent chez chaque individu, et par cela même il est difficile de les énumérer et d'en donner la description détaillée. Nous ne nous arrêterons qu'aux plus saillants, à ceux qui caractérisant le mieux l'état idiosyncrasique du goutteux, peuvent plus facilement servir à établir la filiation entre les causes et les effets de la maladie et, par conséquent, indiquer le traitement le plus efficace, le plus rationnel.

La dureté de l'ouïe, des éblouissements, une mélancolie profonde ou une irritabilité proverbiale annoncent au goutteux l'approche de l'attaque ; des battements de cœur larges et tumultueux soulèvent sa poitrine, qu'oppresse une dyspnée très-pénible. Une pesanteur dans les reins et une ardeur pressante dans la région vésicale occasionnent des besoins fréquents d'uriner. Tantôt abondantes, tantôt rares, les urines sont rouges et déposent sur les parois du vase un sédiment de couleur briquetée dénonçant la présence des cristaux uriques. La peau desséchée paraît avoir perdu son pouvoir exhalant, ou ne produit plus de sueurs acides.

Mais les troubles les plus grands règnent dans le système digestif, et particulièrement dans les premières voies alimentaires. Des appétits insolites succèdent à des inappétences complètes. La digestion devient difficile, pénible, laborieuse, même lorsqu'elle doit élaborer les aliments les plus assimilables. Des renvois désagréables, des éructations nidoreuses tourmentent le goutteux ; des gaz gonflent les intestins, le ventre est ballonné ; une constipation persistante,—symptôme commun à tous les goutteux,—augmente les malaises et est regardée par beaucoup de médecins comme une des causes les plus puissantes de la diathèse goutteuse.

Tous ces troubles organiques vont en augmentant au fur et à mesure que la maladie se développe ; ceux des voies digestives prennent surtout une intensité telle que beaucoup de malades se croient atteints de gastrite. Broussais lui-même considérait la goutte comme une inflammation gastro-articulaire. De violentes envies de vomir se joignent bientôt aux inappétences, et lorsque le malade a rejeté les sabures acides et âcres qui s'attachent aux parois stomachales, l'oppression thoracique cesse un instant, et il n'est pas loin de penser qu'une affection pituitaire et bilieuse est la cause de son mal.

Cette affection générale persiste entre les attaques, et ses symptômes sont d'autant plus appréciables que la goutte est plus ancienne. Un phénomène remarquable et fort important au point de vue thérapeutique, c'est que dans ces intervalles, la sueur, au lieu d'être acide, est alcaline, et que la plupart des organes sécréteurs fonctionnent mal. L'urine est blanche et peu chargée de sels uriques ; la gravelle accompagne souvent la goutte et paraît avoir une même origine.

La goutte, maladie protéiforme, nous l'avons dit, prend souvent des aspects qui permettent peu de reconnaître l'affection arthritique. Parfois, dès le début, elle affecte de la manière la plus aiguë un des organes les plus essentiels à la vie, puis, au moment où l'on croit que ce mal subit et aigu va avoir une terminaison fatale, elle se transporte sans cause connue sur une articulation et on n'a plus à suivre qu'une attaque ordinaire et sans danger. Quelle que soit la forme que prenne la goutte, elle ne reste pas toujours sur les parties qu'elle attaque d'abord de préférence, et semble avoir surtout chez certains individus une tendance à se porter sur les organes intérieurs, et la cause la plus légère peut occasionner ce transport. Après ce déplacement, la goutte prend le nom de *rétrocédée*, *rentrée*, *remontée*, et les accidents qu'elle produit sont d'une violence extrême surtout lorsque l'attaque était d'une nature aiguë. Le cœur, le cerveau, le diaphragme, les poumons, les voies digestives et les organes génito-urinaires peuvent également être affectés par la goutte rentrée, qui trop souvent a une terminaison fatale.

Il y a cependant exagération dans les méfaits qu'on prête à la goutte *rentrée* ou *remontée*; si un accident fatal arrive à un goutteux, on le met sur le compte de l'arthrite, lorsqu'il faudrait la plupart du temps en chercher la véritable cause dans des dispositions organiques ou des affections tout à fait distinctes et différentes de celle à laquelle on l'attribue.

Le froid, les emportements auxquels sont si enclins les goutteux, un chagrin, une émotion morale, un écart dans le régime, la satisfaction d'un désir sexuel, peuvent tout à coup ranimer le mal prêt à disparaître et le porter sur un organe intérieur ; mais de toutes les causes qui peuvent déterminer ce grave accident, la plus ordinaire et la plus énergique est l'emploi des topiques violents, des spécifiques révulsifs qui empruntent à la coloquinte, au colchique, à la ciguë, à la morphine, à l'huile de croton leur efficacité. Ce résumé fort incomplet de la marche de la goutte et des symptômes qui l'accompagnent suffira pour faire comprendre ses causes et pour mieux apprécier les divers traitements qu'on lui applique.

II

DES CAUSES PRÉDISPOSANTES ET OCCASIONNELLES DE LA GOUTTE.

Un grand nombre de théories ont été émises sur la cause essentielle de la goutte : je ne les énumérerai point; une discussion de cette nature n'entre pas dans le cadre de cet opuscule, elle y serait complétement inutile. Il est d'ailleurs parfaitement démontré aujourd'hui que la goutte est une maladie générale, mais non pas essentielle, et que sa cause efficiente est l'accumulation de l'acide urique dans l'économie, dans le sang. Cette explication ou cette cause ne détruit en rien les opinions d'Hippocrate, de Cullen, de Sydenham, qui attribuaient la goutte à un fluide spécifique formé par suite d'un dérangement profond dans les voies digestives ; elle les confirme, en les complétant et les expliquant ; le génie de ces grands maîtres leur avait fait deviner ce que plus tard les nouvelles découvertes de la science, les minutieuses recherches de l'analyse chimique et de l'anatomie pathologique devaient faire voir d'une manière positive. « J'ai été, malgré moi, « dit M. le professeur Cruveilhier, entraîné par « l'anatomie pathologique à la même opinion que

« Sydenham ; je regarde l'urate comme le prin-
« cipe matériel de la goutte. »

Lorsque l'économie se trouve surchargée de ces urates, que le sang sursaturé pour ainsi dire d'acide urique ne circule plus que difficilement à cause de l'abondance de ses principes plastiques, l'organisme fait un effort pour rejeter au dehors ce produit morbide ; une crise a lieu, et l'accès de goutte, par une prédilection jusqu'alors inexpliquée, se porte sur l'appareil articulaire.

Maintenant, quelles sont les causes qui donnent naissance ou contribuent à la formation de cette grande quantité d'acide urique et qui l'accumulent dans l'organisme ?

Il est aujourd'hui incontestable que l'hérédité est une puissante prédisposition à la goutte ; toutes les observations confirment sur ce point les investigations de Scudamore : les trois quarts des goutteux comptent des podagres pour aïeux. Aussi la goutte est-elle une maladie essentiellement aristocratique. Développée chez les premiers ancêtres par l'excès des jouissances que donne la fortune, les germes s'en transmettent avec le sang, et un bien-être continu est la condition la plus favorable pour la faire éclore. Les hôpitaux reçoivent peu de goutteux ; rarement la goutte arrive avant un certain âge à celui qui est le propre artisan de sa fortune.

On a voulu reconnaître aux goutteux une

conformation du corps qui leur fût commune. Le plus souvent, dit-on, leur taille est élevée ; leur tête un peu grosse, ombragée de cheveux châtains, est portée sur un cou assez court. Leur poitrine est large et arrondie, leur voix forte et grave. Leur peau est douce, blanche, épaisse et peu velue; quoiqu'ils aient presque tous de l'embonpoint, leurs mains sont sèches et maigres, les articulations en sont saillantes. Les genoux sont petits, les coudes aigus; leurs veines sont dilatées, les chairs molles; toutes les articulations susceptibles d'être atteintes par la goutte sont maigres ; la capsule articulaire n'est jamais entourée de graisse qui puisse lui fournir les liquides huileux qui facilitent son jeu ; le pied, ordinairement large et court, réunit surtout ces signes caractéristiques. Dans leur jeunesse, les podagres ont été capables de grands efforts musculaires ; ils étaient alors presque toujours des marcheurs et des danseurs infatigables. La plupart d'entre eux sont spirituels, capables de tous les travaux de tête, mais ils aiment à varier leurs occupations, et le plaisir a bien plus d'attrait pour eux que le travail. Leur sensualisme est surtout singulièrement flatté par les jouissances de la table, et ce péché mignon de la fine gourmandise, — le seul dont le goût aille se développant avec l'âge, — dont le désir s'aiguillonne par l'impuissance de pouvoir satisfaire des habitudes prises, est la cause la plus immédiate et la plus active de leur mal.

Il est en effet prouvé que la production anormale de l'acide urique est due surtout à l'élaboration imparfaite des substances alimentaires, à la manière insuffisante, incomplète, dont les résidus qui ont servi à la nutrition sont éliminés. Il est certain aujourd'hui que l'acte de la digestion détermine dans l'estomac et dans la plus grande partie des intestins une sécrétion acide, d'autant plus abondante et d'autant plus concentrée que l'estomac est surchargé de mets plus abondants et d'une nature plus succulente. Cette sécrétion est assez productive pour que, dans les indigestions, les aliments à moitié digérés et rejetés par le vomissement décomposent avec effervescence le carbonate de chaux. Une alimentation trop copieuse, des repas trop souvent répétés, stimulant fréquemment les parois de l'estomac, fatiguent les organes digestifs; l'oxydation des matières alimentaires est imparfaite, le sang s'empare des principes acides dont les organes sécréteurs et exhalants ne peuvent plus débarrasser l'organisme, et les urates, s'accumulant dans les capsules articulaires, ou dans la vessie, produisent alors des accès de goutte ou des accès de gravelle.

Après la prédisposition héréditaire, les excès alimentaires sont donc la seconde cause principale de la goutte, et c'est presque toujours en eux qu'il faut aller chercher l'origine des troubles profonds qui, dans cette maladie, affectent les voies digestives.

Sydenham accusait surtout les boissons alcooliques. Leur effet particulier sur le système nerveux de l'estomac peut en effet produire des désordres notables dans les fonctions digestives ; mais il faut qu'il y ait abus, et leur action nous paraît bien moins grande et moins directe que celle des substances très-riches en principes azotés et stimulants, comme les viandes noires, la venaison, les truffes, les mets hautement relevés qui abandonnent au sang des matériaux assimilables en bien plus grande quantité que n'en demandent la réparation et l'entretien de l'organisme.

De ce qu'une alimentation trop riche est la cause la plus fréquente de la goutte, il ne faudrait pas croire que des excès de table soient indispensables pour amener cette maladie. Elle éclate malheureusement chez les personnes les plus sobres, et parfois chez celles qui ont été soumises aux privations et aux labeurs presque continuels. Ceci doit déjà faire comprendre qu'il faut se tenir en garde contre toute exagération dans le régime diététique appliqué aux goutteux. Le défaut, l'insuffisance des sécrétions, l'absence d'une élimination assez active pour rétablir l'équilibre entre la réparation et la déperdition régulières, qui, dans l'ordre physiologique, est indispensable à la santé, sont des causes qui peuvent faire éclater la goutte chez les personnes les plus sobres, dont les habitudes sont les plus régulières.

Les organes sécréteurs représentent en effet, par leur ensemble, un vaste appareil de dépuration du sang; ils le débarrassent des matériaux hétérogènes, assurent l'identité d'un fluide nourricier et rejettent loin de l'organisme les détritus de la vie. Les reins et la peau sont les organes les plus actifs de cet appareil : les sueurs et les urines entraînent avec elles la plupart des éléments impurs qui ne pourraient sans danger rester en permanence dans le flot circulatoire. L'acide urique est un de ces éléments; c'est un des plus solides ou plutôt le moins soluble, et par conséquent un de ceux dont l'expulsion est la plus difficile. Lorsque, par suite de la mauvaise conformation, de la lésion, de la fatigue ou de l'impuissance des organes, cette expulsion se ralentit ou cesse, — ce qui est toujours facile à reconnaître à l'inspection des urines, et à l'odeur ou au goût de la sueur, si l'exhalation cutanée ne s'est pas arrêtée, — l'acide s'accumule dans le sang jusqu'à ce qu'il donne lieu, après un temps plus ou moins long, à des accès de goutte ou à la formation de concrétions bézoardiques dans la vessie.

On peut réduire à ces trois causes principales les prédispositions goutteuses ; la plupart des autres causes s'y rattachent d'une manière purement accidentelle et ne les amènent qu'en agissant sur celles que nous venons de décrire ; seulement leur intervention est d'autant plus puissante que ces affections ou la goutte elle-même sont déjà plus développées.

Le travail de la pensée, une tension d'esprit trop grande, des habitudes trop sédentaires, le manque de mouvement amènent, dit-on, la goutte. Cela est vrai ; mais ce ne sont des causes de la goutte que par les troubles qu'elles apportent dans les voies alimentaires.

En décrivant les effets du travail intellectuel sur l'organisme, Rostan s'exprime ainsi : « Lors-« qu'on est plongé longtemps dans la méditation, « les extrémités sont froides et décolorées ; le « cœur bat avec force, la circulation s'accélère ; « mais (chose singulière !) la respiration est lente « et rare ; l'estomac suspend complétement son « action, le cerveau ne perçoit plus de sensations « intérieures, la faim, la soif, ne se font plus « sentir ; après le repas, un poids incommode « qui occupe la région épigastrique annonce que « la digestion est arrêtée, suspendue ; le besoin « d'uriner tourmente rarement ; en un mot, toutes « les actions organiques semblent arrêtées. » Cette citation explique assez pourquoi, parmi les goutteux, on compte un si grand nombre de gens de savoir et de cabinet.

Les passions, qui jettent un trouble violent dans l'organisme, dont les accès, — comme ceux de l'amour et de la colère, — peuvent aller jusqu'à la syncope, et qui laissent des désordres et une fatigue durable dans toutes les fonctions vitales; le chagrin, l'ennui, les passions tristes surtout, qui semblent enlever à l'homme tout besoin d'activité, tout désir de vivre, qui ôtent l'appétit, troublent la digestion, diminuent la chaleur animale et absorbent la pensée dans la contemplation constante d'un malheur réel et parfois imaginaire, sont de puissants agents pour développer la diathèse goutteuse.

Dans l'antiquité, où la force, l'adresse et l'agilité étaient des qualités aussi précieuses que les talents et les facultés de l'esprit, pour le citoyen, toujours soldat depuis son adolescence jusqu'à son extrême vieillesse, la vie se passait dans les champs, sur la place publique ou à l'armée; l'éducation se faisait plutôt au cirque qu'à l'école; on ne consacrait au repos, aux occupations sédentaires, que peu d'instants de sa vie; l'exercice donnait l'appétit, facilitait la digestion, activait la transpiration cutanée, augmentait singulièrement la sécrétion des membranes synoviales, entretenait, avec la sobriété, l'harmonie dans les fonctions organiques. Aussi la goutte était-elle rare, et les podagres ne devinrent nombreux à Rome que lorsqu'avec l'empire arrivèrent les habitudes de luxe, de mollesse, les raffinements de toutes les voluptés, de toutes les corruptions.

Les goutteux étaient fort nombreux avant 89 parmi la noblesse de cour, et après le règne de Louis XV et les petits soupers du Luxembourg et du Palais-Royal. La révolution arriva, et la noblesse fut obligée d'utiliser pour vivre les talents d'agrément qu'elle possédait ou les métiers qu'elle avait appris pour suivre la mode de l'époque et l'exemple d'un roi qui était le meilleur serrurier de son royaume; la goutte ne résista pas à cette vie plus sobre et plus active; elle disparut.

Dans la société actuelle, on cherche surtout à développer les facultés intellectuelles; trop souvent l'esprit du jeune homme qui veut parvenir se condamne à un travail forcé. La vie des classes élevées s'absorbe dans les spéculations de la pensée; elle se passe devant un bureau, dans une bibliothèque ou dans des occupations qui tiennent continuellement l'esprit tendu et mettent le cerveau complétement au service de l'intelligence, au grand détriment des fonctions organiques dont il ne dirige et n'active plus les mouvements. Le corps craint alors la fatigue et cherche à se pelotonner et à s'étendre sur des siéges moelleux et commodes, qui lui épargnent tout effort musculaire. Toute fatigue du corps nuisant à l'activité de l'esprit, on la lui épargne, et on le berce dans une voiture pour faire cent pas ou pour parcourir la promenade à la mode; la fièvre dévorante des affaires fouette seule le sang, tout lui est sacrifié; on approprie son régime alimentaire aux besoins factices du cerveau et non à ceux de l'estomac. Avec un tel régime, la goutte doit saisir moins vite, il est vrai, que si le sensualisme occupait seul la vie, — et, en effet, le nombre des goutteux a diminué dans les classes élevées, — mais elle doit faire encore de nombreuses victimes; il réunit toutes les conditions qui font naître et accumulent les concrétions uriques.

Le froid, l'humidité, les subites variations de température, l'électricité atmosphérique agissant sur les sécrétions cutanées, ralentissant la circulation et troublant les fonctions digestives, sont des causes accidentelles de la goutte et peuvent devenir prédisposantes dans les pays où, comme en Angleterre, en Hollande, un ciel toujours brumeux empêche l'insolation si bienfaisante pour la santé et imprègne les pores d'une humidité glaciale. Si les Anglais et les Hollandais sont si sujets à la goutte, il ne faut pas, selon nous, en chercher ailleurs la cause, lorsque les inconvénients du climat ne sont pas palliés par des habillements et une habitation hygiéniques et appropriés.

On a accusé la bière d'occasionner ces effrayantes nodosités qui déforment les pieds et les mains des podagres anglais et hollandais; la bière n'est pas, selon nous, plus coupable que les autres boissons alcooliques; le rosbif saignant, le bœuf et le poisson salé engloutis en quantités prodigieuses, le lourd plum-pudding, l'abus des stimulants et surtout des conserves acides, une atmosphère toujours brumeuse, suffisent assez pour l'expliquer. Dans d'autres pays où la bière est aussi la boisson ordinaire, mais où le climat est plus doux et la nourriture plus variée et plus facilement digestive, la goutte est fort rare.

Lorsque la diathèse goutteuse s'est, à la suite de plusieurs accès, pour ainsi dire incarnée chez l'individu ou qu'il la tient d'une manière héréditaire, le moindre accident peut devenir l'occasion d'une crise.

Nous arrêterons là cette étude des causes de la goutte, qui toutes peuvent se résumer en ce seul phénomène : formation et accumulation de l'acide urique dans l'organisme, et, par suite, accès et dépôts arthritiques.

Ce fait bien établi doit éclairer le traitement.

III

TRAITEMENT DE L'AFFECTION GOUTTEUSE GÉNÉRALE, AIDÉ PAR L'EMPLOI DE L'HUILE DE MARRONS D'INDE.

Les traitements qu'on a trouvés pour la goutte ne sont pas moins nombreux que les théories qu'on en a données et les variétés qu'on a établies dans cette maladie; beaucoup de spécifiques plus dangereux que le mal ont été prônés; aujourd'hui que la science a éclairé la marche de l'affection goutteuse et découvert la véritable et seule cause, une grande partie de ces pratiques illusoires ou funestes doit être écartée; on ne doit s'en occuper que pour mettre en garde les malades contre leur application.

Le traitement de la goutte doit avoir un double but : épargner au malade la douleur et empêcher les dépôts arthritiques, combattre la formation de l'acide urique et aider à son expulsion naturelle lorsqu'il s'accumule dans l'organisme d'une manière dangereuse.

Lorsque l'attaque atteint le patient, on court à l'articulation malade, comme au lieu où les flammes éclatent dans un incendie, et on s'empresse d'éteindre la douleur. C'est là la tâche la plus dangereuse, mais la plus facile; il faut ensuite éloigner ou détruire pour ainsi dire une à une toutes les causes qui alimentent le mal, et c'est un travail ardu, long et difficile, où la volonté persistante du malade fait autant et plus que la science du médecin.

Nous prenons la maladie à son début.

Lorsque le mal éclate subitement, ou après avoir été annoncé par des symptômes plus ou moins caractéristiques, il faut au malade le repos de l'esprit tout autant que celui du corps.

Il doit oublier ses études, ses travaux, ses affaires, et, s'il le peut, ses inquiétudes et ses chagrins ; il doit surtout conserver le calme de l'âme. Ceux qui l'entourent doivent lui éviter la moindre occasion d'entrer dans ces accès de colère auxquels il n'est que trop enclin et qui se traduisent tous par une acerbation dans la douleur et une augmentation dans la durée de l'accès. Tout ce qui le récrée lui convient, les distractions légères et doucement joyeuses font sur son état un effet excellent. Une colère violente, un chagrin inattendu, ont quelquefois tué subitement des goutteux, en transportant l'attaque de l'articulation au diaphragme, au cœur ou au cerveau. Cette terminaison fatale est heureusement rare ; la colère est un dérivatif violent qui a produit parfois, mais très-rarement, la guérison ; témoin le royal goutteux Frédéric le Grand, dont le domestique devait, par ordonnance médicale, exciter la colère jusqu'à ce qu'une avalanche de coups de canne s'ensuivît sur ses roturières épaules ; la transpiration interrompue revenait abondante chez l'irritable malade, et l'illustre patron de Voltaire était guéri.

La position horizontale et le repos au lit doivent être préférés pour le goutteux, qui sent d'ailleurs peu de dispositions à se mouvoir ; ne fût-il pris qu'à la main, la douce chaleur qu'il y éprouve aide la transpiration qu'on doit chercher à activer par des moyens peu violents, comme les fumigations aromatiques du sucre ou de genièvre, faites avec la bassinoire ou mieux avec le vulgaire mais commode instrument appelé moine, qui doivent tiédir les draps toutes les fois que le lit a besoin d'être refait. Le régime diététique le plus sévère doit être maintenu. Ce n'est pas du reste une privation fort grande pour le malade, qui éprouve le plus souvent des inappétences, du dégoût, des envies de vomir, de la constipation avec ballonnement du ventre, et qui croit être étouffé par les saburres acides qui pèsent sur son estomac. Il faut surtout se méfier des retours subits d'un appétit violent ; fringales douloureuses qui coupent parfois les périodes d'inappétence, et qu'il ne faut satisfaire qu'avec la plus grande prudence par des aliments légers et peu abondants, la présence des substances alimentaires ne pouvant qu'augmenter l'irritation violente qui règne dans l'estomac pendant le cours de l'attaque.

Cette irritation fait comprendre combien doit être douce la médicamentation dirigée contre les différents symptômes morbides. Des tisanes alcalines, diurétiques, légèrement laxatives, doivent aider à neutraliser les acides, activer leur expulsion par les urines et maintenir le ventre libre en combattant la constipation, mais sans provoquer des évacuations alvines trop fréquentes. C'est avec raison que Sydenham, et après lui Trousseau et les éminents praticiens qui, dans ces derniers temps, se sont spécialement voués au traitement de la goutte, rejettent l'emploi des drastiques et la méthode purgative, qui trop souvent détermine les résultats les plus funestes et dont le moindre effet est de fatiguer et d'augmenter l'inflammation des organes, et de laisser après eux une constipation plus intense. A plus forte raison, ne doit-on employer qu'en tremblant les remèdes violents spéciaux dont la composition n'est pas hautement avouée.

Le colchique est la base importante de presque toutes ces panacées. C'est le vrai spécifique interne de la goutte, mais quel spécifique !

Dès l'antiquité, l'observation avait appris que les différentes parties de cette plante dangereuse jouissent à un degré plus ou moins intense de la faculté de calmer les douleurs de la goutte, et les médecins grecs et romains en faisaient le plus fréquent usage. De nos jours, cette action a été expliquée, lorsque des expériences parfaitement faites ont eu prouvé que le colchique arrêtait la production de l'acide urique, activait son expulsion, et on a reconnu que souvent même il coupait presque subitement les crises. Cependant l'énergie des médicaments composés avec le colchique les a fait repousser par Boerhaave, Sydenham, Cullen, Barthez, Hoffmann, et les plus grands médecins de notre époque.

Fort quinteux dans son action contre la goutte, le colchique s'administre rarement sans produire des accidents cérébraux assez graves, et surtout sans enflammer l'estomac. Lorsque son emploi devient fréquent, quelle que soit d'ailleurs la forme sous laquelle on l'administre, les digestions deviennent difficiles et laborieuses, toutes les différentes phases qui précèdent ou accompagnent une altération organique se succèdent; quelquefois les signes d'une affection squirrheuse de l'estomac se manifestent, et on se décide alors à cesser entièrement l'usage du colchique. S'il agit ainsi à l'état de teinture, mode le plus simple et le moins dangereux, combien ses effets seront plus terribles lorsque, pour agir plus promptement et plus sûrement, on lui adjoint d'autres remèdes, surtout des purgatifs violents, des stupéfiants, etc. !

Heureux les malades qui en sont quittes par des gastro-entérites les plus intenses ou par des coliques néphrétiques les plus douloureuses !

Certains médecins pensent que, si le colchique ne peut être administré sans danger lorsque l'attaque goutteuse a jeté une si grande perturbation dans l'organisme, il peut être utilement conseillé dans l'intervalle des crises lorsque toutes les fonctions agissent d'une manière normale. Son usage est alors moins dangereux surtout si l'on surveille tous les effets qu'il détermine. Un autre inconvénient du colchique, tout en arrêtant les crises, est de les multiplier et d'occasionner les concrétions tophacées les plus volumineuses. Malgré ce tableau des tristes conséquences de cette médication, nous répétons que le colchique est un médicament héroïque, qui guérit et tue à tour de rôle, et qu'on ne doit employer que sur la prescription et sous la surveillance de son médecin.

L'ellébore — qui rappelle l'emplâtre du charlatan de Lucien, — la coloquinte, la jusquiame, la ciguë, la digitale, sont des substances dont les propriétés vénéneuses sont trop connues, pour qu'il me suffise de les signaler comme faisant partie de certains spécifiques anti-goutteux, pour que jamais un malade prudent veuille employer ceux dont son médecin ne lui garantira pas la composition.

Broussais, qui voyait partout des phlegmasies qu'il fallait combattre par des émissions sanguines, ne manqua pas d'appliquer la saignée au traitement de la goutte. Une saignée, en effet, peut être utile au début d'un accès aigu qui attaque un malade d'un tempérament fort et pléthorique. Le sang dont s'emplit alors la palette forme bientôt un seul caillot compacte richement coloré qui n'est entouré ni d'un liquide séreux, ni recouvert de la couenne caractéristique des maladies inflammatoires. La méthode de Paulmier, l'emploi constant de sangsues appliquées dans les environs de l'articulation malade, nous paraît aussi funeste et d'un emploi aussi impossible que les ventouses scarifiées, appliquées toute la vie et de mois en mois sur chaque articulation, au moyen desquelles Baüer, médecin allemand, guérissait de la goutte ses patients compatriotes d'outre-Rhin.

Les exutoires — cautères, vésicatoires ou sétons — n'ont jamais guéri de la goutte ni enrayé un de ses accès. Le moxa, que les Chinois appliquent sur la partie malade, peut être un remède parfois héroïque, mais que bien peu de personnes voudraient supporter. Sans l'avoir vu expérimenter, nous n'avons que peu de confiance dans l'acupuncture que pratiquent les docteurs japonais pour donner passage au gaz particulier qui, suivant eux, occasionne la goutte.

L'opium, sans lequel Sydenham ne comprenait pas qu'on pût faire de la bonne médecine, est souvent employé contre la goutte; on sait avec quelle sàgesse doit être administré, à l'extérieur comme à l'intérieur, ce calmant dont les effets ne peuvent jamais être sûrement calculés. La morphine elle-même offre parfois ses ressources extrêmes; comme un médecin prudent surveille toujours, lorsqu'il l'ordonne, la marche des phénomènes développés par un remède dont l'urgence la plus grande justifie seule l'emploi, nous ne pouvons le considérer comme faisant partie du traitement ordinaire de la goutte. Il n'en est pas ainsi de certains révulsifs, comme l'huile de croton, les préparations ammoniacales, la glace et les compresses d'eau froide, auxquels ont recours beaucoup de malades, qui affrontent les suites fâcheuses de telles applications pour se délivrer de la douleur qui les torture. C'est là, nous l'avons dit, la cause la plus fréquente et la plus puissante des gouttes rentrées ou remontées. Lorsque l'accès arrive, s'il ne s'établit pas d'une manière normale et qu'il menace les organes internes, il faut par tous les moyens l'appeler au dehors et n'employer jamais, pour amortir la douleur, de perturbateurs violents, lorsqu'il est établi sur une articulation.

Les émollients, les onctions grasses, surtout les liniments huileux, ont été conseillés pour calmer les douleurs de l'accès sans perturbation ni déplacement.

De tout temps, du reste, les onctions grasses ont été reconnues avoir sur la santé une influence aussi salutaire que directe. Lorsqu'ils entraient dans le cirque, les athlètes de l'antiquité se frottaient la surface du corps et surtout les membres et les articulations avec de l'huile, et il devint évident que les personnes soumises à ces sortes d'onctions étaient plus fortes et plus robustes que les autres. En faisant à l'exercice auquel elles se livraient la part qui lui était due, on ne balança pas à attribuer aux onctions des propriétés très-avantageuses pour l'entretien de la santé. La médecine s'empara de ces moyens; les avantages que l'on retirait des onctions constituèrent une des divisions de l'art de guérir, sous le nom d'*iatraleptique*. Hippocrate avait étudié sous Prodicus, qui avait créé cette méthode médicale dont on attribuait l'invention à Esculape. De la Grèce, l'usage des onctions passa à Rome, et bientôt il y remplaça avec succès les pratiques hydrothérapiques qui avaient composé dès le principe toute la médecine des Romains.

Les onctions font partie de l'arsenal médical des Orientaux, et les médecins arabes en obtiennent les meilleurs résultats : ce sont d'eux que nous arrivent les liniments et les baumes les plus renommés qui trouvent encore place dans nos pharmacopées. On ne s'était pas en effet borné aux onctions d'huiles pures; on incorporait dans la matière grasse des parfums ou d'autres principes actifs, et l'on s'en servait en onctions contre les rhumatismes et les douleurs articulaires.

Cette pratique des anciens, qu'on retrouve à un degré plus ou moins perfectionné chez tous les peuples, est arrivée jusqu'à nous. Les frictions huileuses, les onctions de graisses servant de véhicule à des principes actifs, sont employées dans le traitement de certaines affections dermiques, qui ont, d'après une dernière discussion à l'Académie de médecine, le plus grand rapport avec la goutte, sont dues à la même cause que cette maladie et demandent, comme elle, à être traitées par les corps gras et les alcalins. « La peau aime l'huile, » disait plaisamment le spirituel professeur Alibert, et il trouvait dans son service spécial de nombreuses applications de cette maxime, surtout lorsqu'il s'y présentait des affections de forme rhumatismale. Il regrettait, avec Rostan et un grand nombre d'auteurs, que l'*iatraleptique* fût bornée dans la médecine moderne à un trop petit nombre de cas, et que l'usage des onctions à l'état de santé fût tombé en désuétude. Les huiles douces rendent en effet la peau souple, les membres agiles, garantissent le corps des impressions extérieures, et elles peuvent, lorsqu'elles sont accompagnées de frictions, introduire dans l'économie animale des substances calmantes de diverses propriétés curatives.

Les onctions de matières grasses dans lesquelles on a incorporé des principes actifs ont toujours été conseillées par les médecins dans l'arthrite. Les embrocations huileuses sont les seuls remèdes efficaces contre la contraction des tendons. Souvent, constate le Dictionnaire de médecine, on parvient à dissoudre et faire disparaître les nodosités avec les liniments d'huile.

J'ai voulu entrer dans ces détails peut-être un peu étendus sur les onctions, avant d'indiquer l'usage de l'huile de marrons d'Inde ; ce sont pour elle des précédents qui feront mieux comprendre ses effets.

L'huile de marrons d'Inde ne s'emploie qu'extérieurement, en onctions douces sur la partie enflammée, à l'aide d'un petit pinceau, ou, ce qui est préférable, du doigt. Lorsque la sensibilité est trop grande, les onctions doivent être circulaires de manière à arriver peu à peu au centre. L'extrême fluidité de l'huile de marrons d'Inde la fait pénétrer très-rapidement dans les pores. Il faut continuer les onctions jusqu'à ce que la peau soit complétement saturée, ce qui réclame parfois trois ou quatre frictions faites à quelques minutes d'intervalle. La partie onctionnée est ensuite recouverte de papier brouillard, de ouate ou de flanelle et de taffetas gommé superposés les uns sur les autres, et le malade garde le repos le plus absolu. Ce pansement doit être renouvelé deux ou trois fois par jour durant l'accès, et le soir seulement durant les quelques jours qui le suivent et le précèdent.

Si la peau n'est pas tuméfiée, il est utile de l'échauffer, d'en dilater les pores, par la chaleur du lit, de plusieurs enveloppes de flanelle, ou devant un bon feu, afin de faciliter l'absorption de l'huile.

L'action de l'huile de marrons d'Inde est souvent très-rapide, et parfois l'effet calmant est plus lent à se produire. Dans certains cas observés par le docteur Charles Masson,—qui dans une pratique de près de vingt ans n'a trouvé que quatre goutteux arrivés aux dernières périodes de la maladie rebelle à ce remède,—une acerbation momentanée de la douleur a suivi les onctions, mais le calme le plus salutaire lui a succédé bientôt après. D'après les nombreuses observations qui m'ont été transmises, cette augmentation de la douleur est fort rare, et l'huile calme plus ou moins rapidement, suivant que les pores l'ont absorbée avec plus ou moins d'avidité.

Les quelques cas d'insuccès sont dus le plus souvent à une application incomplète de l'huile ou à la texture réfractaire de la peau, le tégument externe s'opposant chez certaines natures à toute absorption. Cette texture différente de la peau chez les individus explique les divergences d'opinion chez les savants qui se sont occupés d'iatraleptique et du pouvoir absorbant de la peau intacte.

L'huile de marrons d'Inde n'est pas un révulsif. Elle n'occasionne ni cloches, ni éruption de boutons, elle ne peut *jamais faire remonter ou rentrer la goutte;* elle agit comme calmant et d'une manière locale. Mais elle a une action directe, efficace, incontestable sur les dépôts arthritiques, qu'ils soient encore à l'état fluide ou qu'ils aient déjà passé à l'état de concrétions tophacées. Son introduction dans la capsule articulaire y neutralise complétement la présence des acides, contrarie la cristallisation des nodosités ; la crépitation caractéristique cesse aussitôt, et les membranes synoviales reprennent leurs fonctions normales.

Lorsque ces onctions sont faites pendant l'accès, elles le rendent plus bénin et l'abrégent, sans porter aucune perturbation violente dans l'élément goutteux ; la crise poursuit son cours ordinaire ; la douleur seule a disparu, et l'accumulation urique qui s'était formée aux articulations semble s'écouler naturellement sans produire ni inflammation ni désordres,— maintenue sans doute à l'état liquide et rendue plus fluide par l'huile de marrons d'Inde qui l'a pénétrée et s'est incorporée entre ses molécules.— Elle éloigue les attaques et les fait presque disparaître si on a la précaution de les prévenir aux époques favorables à leur retour par des onctions quotidiennes, et que nul écart de régime ne devienne une cause déterminante. Lorsque la goutte est ancienne, ou même passée à l'état chronique, les effets de l'huile sont plus lents, mais non moins sûrs. Répétées quotidiennement et avec persévérance, aidées d'un régime diététique sévère et d'un traitement général et rationnel, non-seulement les onctions d'huile préviennent de nouvelles douleurs et des dépôts arthritiques, mais elles combattent les déformations déjà existantes et ramènent peu à peu la vie et la santé aux articulations qui l'avaient perdue.

En constatant ces faits à l'appui desquels nous tenons à la disposition de nos lecteurs les attestations de médecins et de malades, nous sommes loin de prétendre que l'huile de marrons d'Inde appliquée seule est un topique suffisant, un spécifique sûr et radical contre la goutte. Loin de nous une telle prétention; si nous avions à formuler son efficacité d'une manière absolue, nous dirions qu'il calme la douleur six ou sept fois sur dix, et qu'il est le plus salutaire adjuvant local du traitement général et du régime diététique, par le bon emploi desquels on peut seulement combattre et détruire les causes de la goutte dans les intervalles des accès.

Une question nous a souvent été posée : Pourquoi et comment l'huile de marrons d'Inde soulage-t-elle les douleurs ? Je pourrais, en me souvenant du doute qui règne en médecine sur le mode d'action des médicaments, reproduire la réponse du Purgon de Molière. Je préfère donner mon opinion qui touche certainement par plus d'un point à la vérité.

L'huile de marrons d'Inde est une huile de fécule semblable à celle du blé, du seigle, de l'avoine, etc. Ces huiles contiennent beaucoup moins de stéarine, de margarine, que les huiles d'olive, d'œillette, de sésame, etc., et surtout que les huiles ou graisses animales. Cette composition spéciale explique l'absorption rapide de l'huile dans les cellules de la peau endolorie ; une muqueuse, un tissu, qui absorbent, s'assimilent immédiatement ce qui convient à leur constitution dans le produit absorbé ; et de cette assimilation on peut déduire le jeu plus facile de l'articulation, la vie normale revenue dans les pores de la peau, la division dans l'huile des dépôts tophacés, leur expulsion plus facile par la circulation générale ou la sécrétion cutanée, et par contre le calme de la douleur. Tous ces phénomènes produits par l'absorption de l'huile de marrons ne sont dus qu'à l'assimilation qui est le trait d'union entre le nutriment et la nutrition, et le rôle de l'huile n'est autre que celui d'un aliment externe de la peau et de l'articulation malade.

En dehors de cette action nutritive, l'huile de marrons d'Inde a une action calmante spéciale, dont les preuves sont trop nombreuses pour qu'on puisse la nier. En médecine, la coïncidence joue un grand rôle ; j'ai cru pendant longtemps que le calme après l'onction n'était qu'un heureux hasard, une douce caresse de la bonne dame Nature. Mais le hasard n'est que l'exception : les milliers de personnes soulagées, non pas une fois, mais plusieurs fois par an, depuis près de vingt ans, ne permettent pas le doute. Il existe dans l'huile de marrons un principe calmant ; quel est-il? Je crois que c'est l'acide esculique, dont les propriétés anti-périodiques sont bien connues. Certains chimistes prétendent que l'esculine ne se retire que de l'écorce du marronnier; M. Mouchon, le seul pharmacien en France qui fabrique en grand ce produit, ne l'extrait que du marron d'Inde. L'esculine est soluble dans l'eau, mais l'eau acidulée la transforme en acide esculique insoluble dans l'eau et très-soluble dans l'huile de marrons d'Inde. Suivant nous, cette huile détruit le principe fébrile au siége même de la douleur, et elle réconforte le derme, le tissu malade en lui fournissant un aliment fluide facilement assimilable.

Pendant l'accès, à l'extérieur, cette douce médication doit être employée à l'exclusion de tout médicament violent perturbateur. Il faut que la crise s'accomplisse sans trouble aucun ; la douleur seule, l'inflammation et les dépôts arthritiques doivent être combattus, et c'est là l'action purement locale et salutaire qu'exerce l'huile de marrons d'Inde. Tout le reste du traitement doit se borner, en l'absence du médecin, à une surveillance extrême des différents symptômes et des phases diverses qui peuvent survenir, à des précautions diététiques, aux tisanes doucement échauffantes, comme le tilleul, alcalines, diurétiques et légèrement laxatives. Mais la crise passée, le traitement réel doit commencer.

Ce traitement consiste surtout à éviter toutes les causes que nous avons décrites comme contribuant à la formation et à l'accumulation de l'acide urique, à vivre de manière que toutes les fonctions organiques s'accomplissent avec harmonie et s'équilibrent.

Une alimentation saine, variée, légère, mais suffisamment nutritive, prise à des heures convenables, est le point le plus essentiel ; pas d'excès dans le régime ; se soumettre à un régime purement végétal est inutile et dangereux ; inutile, parce qu'il ne prévient pas la goutte, — les religieux voués au maigre, les chartreux, par exemple, y étaient tout aussi sujets que les autres ; — dangereux, parce qu'il est débilitant et qu'il arrête en partie l'action de la peau. Tous ceux qui s'y livrent avec enthousiasme diminuent sans doute l'intensité des accès, mais ces accès deviennent plus fréquents, et la maladie passe vite à l'état chronique. Les mets trop relevés, trop stimulants, doivent être proscrits; encore faut-il agir avec eux prudemment. Le lait, le fromage, sont de bons aliments pour le goutteux. Lorsque l'affection goutteuse atteint des organisations faibles et débiles, les toniques deviennent d'excellents remèdes, et c'est dans ce cas que les végétaux riches en principes amers et aromatiques, le piment lui-même, peuvent être employés avec fruit; — les gouttes du duc de Portland comprennent ces éléments. Les anciens donnaient, dans ce cas, du vin chaud aromatisé; je connais de bons effets de cette prescription chez des vieillards goutteux.

Le vin doit être pris avec beaucoup de sobriété, et les vins légers sont toujours préférables aux vins fortement alcoolisés. Les boissons aqueuses naturellement diurétiques sont excellentes, surtout si elles contiennent des principes alcalins. C'est ce qui fait des eaux de Vichy la boisson et le remède par excellence des goutteux.

Le café, puissant diurétique, le thé, qui pousse à la peau et facilite les digestions, ont été à tort proscrits du régime des goutteux. Prises modérément, ces infusions aromatiques ne peuvent être que favorables.

La parfaite élaboration des aliments étant le premier et le plus absolu besoin d'un goutteux, tout ce qui peut nuire à ses digestions ou les contrarier doit être éloigné ; qu'il recherche tout ce qui peut les faciliter ; la distraction, l'exercice sont pour lui une nécessité absolue. L'exercice à pied et au soleil est le plus salutaire, à cheval et en voiture, si la promenade à pied est trop fatigante, mais toujours au grand air, et au soleil le plus possible ; l'insolation est un des meilleurs remèdes de la goutte.

..... Goutte bien tracassée
Est, dit-on, à demi pansée,

a écrit Lafontaine. Il ne faut pas appliquer ce principe jusqu'à la fatigue ; plus que toute autre, cette maladie redoute les abus de tout genre. Une gymnastique légère, en faisant mouvoir les articulations, en activant la sécrétion cutanée, en arrachant aux préoccupations des travaux intellectuels ou des affaires, rend parfois de très-grands services aux goutteux.

Lorsqu'il a été prouvé que l'acide urique était la cause de la goutte, on a pensé qu'il suffirait de saturer le sang de principes alcalins pour détruire cette cause, et les bains de soude, les boissons alcalines ont été prodigués. Cette médication a eu souvent des résultats négatifs, et MM. Barthez et Petit ont trouvé parmi les médecins inspecteurs des eaux de Vichy de sérieux adversaires. Rien de trop, voilà la véritable maxime dans le traitement de la goutte. La médecine alcaline, si efficace, si active chez le plus grand nombre, trouve des malades qui lui sont complétement réfractaires; c'est au médecin à diriger son application.

La constipation, qui est le symptôme le plus persistant de la goutte, donne aux malades une grande confiance dans les purgatifs, auxquels la médecine s'adressait elle-même de préférence, avant qu'elle conseillât si fréquemment les eaux minérales. La doctrine humorale les avait mis à la mode; ses partisans se sont emparés des drastiques violents, et leur emploi est une des erreurs des plus funestes auxquelles se laissent aller le plus volontiers les malades. Outre l'irritation profonde qu'ils produisent, les drastiques laissent après eux une constipation plus intense : les évacuations n'ont bientôt plus lieu qu'à l'aide de purgatifs et de lavements, dont on prend la pernicieuse et déplorable habitude. Que de gastro-entérites avec ulcérations, que d'hypertrophies du foie ont été produites chez les goutteux par les drastiques dont on les sature.

Il n'y a rien de fatal et de fâcheux comme la passion caractéristique dont semble s'éprendre le goutteux pour les purgatifs, et l'entêtement avec lequel il vous dit, si l'on veut combattre cette funeste idée : « Je sens bien que ce sont toutes « ces humeurs qui me travaillent, qui me chargent

« la poitrine, il faut que je les évacue. » Ses humeurs n'existent que dans son imagination; souvent la constipation n'est qu'une sage précaution de la nature qui veut retenir dans les voies digestives les matières alcalines dont elles ont besoin.

L'action des reins et de la peau doit être favorisée; c'est par là que s'éliminent les principes acides trop abondants. Les goutteux doivent entretenir la propreté de la peau avec un soin extrême; les bains souvent renouvelés, après lesquels les frictions et le massage viendraient activer les fonctions dermoïdes, leur sont recommandés. C'est après ces bains que les onctions huileuses sont surtout favorables; les frictions d'huile de marrons d'Inde doivent alors être faites sur les articulations malades; une heure de repos dans un lit où la bassinoire a promené des fumigations aromatiques complète le plus heureusement ces pratiques salutaires.

Le froid, celui des pieds surtout, est excessivement contraire aux goutteux, leurs vêtements doivent être moelleux, chauds, et ceux qui touchent la peau fort souvent changés. Ses chaussures doivent être épaisses, imperméables à l'humidité; elles doivent être assez larges pour que l'air y circulant librement entraîne la transpiration et tienne sec l'intérieur. Il est inutile que nous recommandions l'usage de la flanelle, chacun sait combien elle est indispensable.

Tandis que ce traitement général agira sur l'organisme, les onctions souvent répétées de l'huile de marrons d'Inde, appliquées quotidiennement, détruiront la maladie locale, aideront à la dissolution et à la dispersion des dépôts tophacés, rendront les articulations à leur état normal, y répareront tous les désordres produits par la goutte aiguë ou chronique. Ces désordres disparus, les onctions pourront être de moins en moins fréquentes, et si le malade continue à s'astreindre à son régime sévère, les accès seront de moins en moins fréquents, tendront à disparaître, et le goutteux pourra espérer sa guérison.

Le traitement général de la goutte se résume, on le voit, en soins hygiéniques; mais en hygiène, il ne faut pas espérer beaucoup de soins isolés, et si les malades veulent demander leur guérison à ses prescriptions lentes mais sûres, il faut qu'aucune d'elles ne soit négligée. Si on ne peut changer entièrement la constitution d'un individu, il est facile, par une alimentation appropriée, de corriger la mauvaise proportion ou le vice des éléments qui la composent, en s'emparant du mouvement nutritif et le dirigeant vers un but déterminé. Pour le choix des substances qui doivent composer l'alimentation appropriée, c'est au médecin à éclairer le malade en basant ses conseils sur la position sociale, l'âge et les habitudes de son client.

En thèse générale, le goutteux doit être sobre d'aliments trop succulents, de vins généreux, de liqueurs fortes, d'exercices violents, de préoccupations intellectuelles de toute nature, et cette dernière sobriété est d'autant plus difficile à obtenir, que la goutte est presque toujours la compagne du génie, de l'esprit, d'une intelligence distinguée.

Toute médication interne ou externe tendant à maintenir les fonctions organiques dans un état normal, à faciliter les excrétions urinaires et cutanées et les déjections alvines, sagement appliquée par un médecin, est toujours utile. L'huile de marrons d'Inde, combattant par des onctions externes l'arthrite proprement dite, et réparant ses désordres, est le traitement externe le plus rationnel contre la goutte.

Une dernière recommandation importante, c'est que le médecin doit toujours surveiller la maladie et diriger le traitement ; le malade qui veut se guérir lui-même erre toujours, et malheur à celui qui se livre aux mains de l'empirisme !

IV

DE L'EMPLOI DE L'HUILE DE MARRONS D'INDE DANS LE TRAITEMENT DES RHUMATISMES ET DES NÉVRALGIES.

En traitant des propriétés anti-goutteuses de l'huile de marrons d'Inde, nous avons dit implicitement l'usage qu'on doit en faire dans le traitement des rhumatismes et des névralgies. La goutte et les rhumatismes paraissent en effet avoir la même cause; les anciens et les Arabes ne font pas de distinction entre eux, et un grand nombre d'autorités médicales de nos jours pensent, avec M. Chomel, que ces deux maladies ne sont que les formes différentes de la même affection.

Quant aux névralgies, douleurs vives et déchirantes, qui, — tantôt *continues*, tantôt *intermittentes*, — s'attachent au tronc nerveux lui-même ou à quelques-unes de ses branches, la douleur en est presque le seul élément : aussi est-ce vers elle surtout que doit être dirigé le traitement. Cette douleur se présente sous deux formes principales : elle est ou *spontanée*, ou *provoquée*, surtout par la pression. Dans la première forme, on observe tantôt un simple engourdissement, une sorte de douleur sourde, facilement supportée par le malade; tantôt, au contraire, ce sont des élancements violents, suraigus, intolérables, auxquels on a donné le nom d'*éclairs de douleur*. C'est surtout au point d'émergence des nerfs, ou dans quelques points de leurs branches, là où elles traversent les muscles pour se ramifier dans la peau, qu'ils présentent *les foyers douloureux*.

D'autres fois enfin, la position superficielle du tronc nerveux devient elle-même une source occasionnelle de la névralgie : c'est ce qui arrive surtout pour le nerf sciatique.

La marche de la maladie est, comme nous l'avons dit plus haut, ou continue ou intermittente. Dans le premier cas, assez rare du reste, l'affection suit une marche croissante, et de tolérable qu'elle était d'abord, arrive insensiblement aux paroxysmes les plus violents. Dans le second cas, deux formes se présentent : ou la névralgie affecte une marche intermittente, régulière, — forme de *fièvre larvée* de certains auteurs, — et cède presque toujours au quinquina ; ou elle se présente sans régularité aucune ni dans son intensité, ni dans ses accès ; c'est alors qu'elle est surtout rebelle et qu'elle échappe au traitement le plus rationnel.

On les désigne ordinairement d'après le nom du nerf ou de la partie du corps qu'elles affectent.

Les plus ordinaires sont les névralgies de la face, les névralgies intercostales ou thoraciques, les névralgies hémi-crâniennes, les névralgies sciatiques. Elles ont plus de propension pour le côté gauche que pour le côté droit, et elles se changent parfois en névroses générales dont les symptômes protéiformes, acerbants, insaisissables, se jouent du médecin et désespèrent le malade.

L'étude de leur traitement nous ramènerait, pour celles qui sont ou continues ou irrégulières, à celui de la goutte ; la plupart se guérissent comme elle par le régime ; de légers purgatifs sont recommandés pour entretenir la liberté du ventre ; tous les anti-spasmodiques sont conseillés ; les narcotiques, les stupéfiants ont été prodigués aux malades ; les frictions douces des liniments opiacés, camphrés, de baume tranquille, de baume Nerval, ont quelquefois de bons résultats ; on guérit des névralgies orbitaires ou des hémicrânées fort vives avec des applications extérieures d'extrait de belladone ; mais on risque alors de produire sur la vue les désordres qu'occasionne l'introduction de cette substance dans l'organisme ; une méthode nouvelle, l'injection sous-cutanée, proposée par M. Wood, régularisée par M. Behier, permet de combattre énergiquement la névralgie en portant dans le voisinage du nerf endolori des solutions concentrées de morphine, de sulfate d'atropine, et autres médicaments très-actifs; les effets sont merveilleux, mais il faut une main très-habile; l'injection ne peut être faite qu'après l'introduction d'un trocart dans les tissus; c'est presque une opération chirurgicale, et combien de malades reculent devant la simple piqûre d'une lancette! Nous n'osons citer les essais qu'on a faits avec le cyanure de potassium et l'acide arsénieux.

Les moxas, les sétons sont presque toujours sans efficacité; l'usage des épispastiques a de meilleurs résultats, mais ils occasionnent souvent une exacerbation dans la douleur; on ne doit les employer qu'avec prudence et sur l'ordonnance du médecin.

Le traitement externe le plus facile consiste dans les frictions huileuses; l'huile de térébenthine est regardée par quelques médecins comme très-utile contre les névralgies; on l'administre à l'extérieur en frictions, et à l'intérieur à l'aide de différents véhicules. Elle agit alors comme dérivatif, en produisant sur la muqueuse gastro-intestinale une irritation fort vive et dont les suites ne sont pas souvent sans danger. Dans la plupart des névralgies peu profondes, l'huile de marrons d'Inde appliquée en onctions externes, jusqu'à complète saturation des pores de la peau, procure un prompt soulagement. Son efficacité n'est pas aussi certaine que dans les accès récents de goutte et dans les rhumatismes chroniques, mais au moins son usage n'offre aucun inconvénient, et je connais assez de succès même contre des névralgies rebelles, pour affirmer qu'il y a prudence de la part du malade à l'essayer. Quelques gouttes de cette huile, introduites dans le canal auditif, ont suffi parfois pour calmer des otalgies intenses.

La position superficielle du nerf sciatique qui l'expose à toutes les impressions extérieures, le rend fréquemment le siége de névralgies profondes, fort douloureuses, et rendant presque toujours la marche impossible. C'est dans ce cas qu'on aura lieu d'attendre les résultats des frictions huileuses. Elles doivent être faites sur la partie supérieure externe de la jambe; en cet endroit, le nerf sciatique poplité externe se contourne et se trouve immédiatement placé sous la peau, et par conséquent, sous l'action directe du médicament, qui, grâce à sa fluidité, pénétrera dans sa gaîne et pourra y détruire toute irritation.

Un procédé tout récemment proposé et appliqué par le docteur Legroux, médecin distingué des hôpitaux de Paris, réussit très-bien contre la névralgie sciatique : nous voulons parler de la cautérisation sulfurique faite sur le trajet douloureux avec un pinceau de charpie trempé dans l'acide pur ou étendu d'eau. L'application doit être très-légère et faite avec prudence par le médecin, qui épuisera d'abord les moyens moins énergiques et moins dangereux pour calmer la douleur.

Les médecins qui différencient le rhumatisme de la goutte, appuient surtout leur opinion sur ce que le rhumatisme attaque indistinctement toutes les classes, qu'il n'est pas précédé de dérangements gastriques, et qu'il se déclare à toutes les heures. Ils pourraient ajouter, avec M. Bouillaud, que le sang tiré de la veine du malade se recouvre d'une couenne distinctive qu'on a appelée avec raison *rhumatismale*, et qu'une fièvre qu'on ne remarque pas dans la goutte accompagne toujours le rhumatisme.

Quant aux causes, elles sont les mêmes pour les deux affections; l'hérédité est peut-être moins commune dans le rhumatisme et l'humidité froide le détermine plus souvent. Une alimentation trop animale et surtout l'usage immodéré des boissons alcooliques, ou une prédisposition innée sont dans les deux cas des causes assez puissantes pour que la maladie éclate sans qu'un accident la détermine. Toutes deux s'attaquent plutôt à la jeunesse et à l'âge viril qu'à l'adolescence et à la vieillesse, aux tempéraments robustes qu'aux constitutions faibles, et une première attaque de goutte ou de rhumatisme goutteux prédispose à de nouveaux accès qui sont plus dangereux. Au reste, elles suivent la même marche pour passer à l'état chronique. Le seul rhumatisme qui mette quelquefois la vie en danger est le rhumatisme articulaire aigu. La fièvre, un pouls dur et fréquent, d'anxieuses insomnies, des sueurs visqueuses opiniâtres dont l'abondance et la durée paraissent en raison de la gravité du mal, le trouble dans toutes les sécrétions, une constipation intense, accompagnent le rhumatisme aigu comme troubles généraux de l'organisme.

Comme la goutte, le rhumatisme attaque surtout les articulations, mais il s'établit de préférence sur les grosses. Les parties malades se tuméfient, la chaleur y augmente; elles deviennent rouges, enflammées; le moindre mouvement est très-douloureux; les capsules articulaires se gonflent, on entend des crépitations; des hydarthroses se forment, surtout au genou. Les synoviales s'épaississent et se ramollissent; la dégénérescence, la destruction des tissus marche rapidement, et chaque lésion articulaire, quelque faible qu'elle soit est accompagnée d'une réaction fébrile qui avertit et guide le médecin. Une inflammation assez rare du péricarde, — enveloppe séro-fibreuse qui entoure le cœur, — est quelquefois déterminée par l'accès rhumatismal, et c'est là, surtout, une complication des plus redoutées, et qui amène souvent la mort des rhumatisants.

Les soins les plus vigilants du médecin sont

indispensables; le traitement local n'est qu'un accessoire ; un traitement général énergique est urgent ; la saignée et le sulfate de quinine à haute dose en font ordinairement les frais.

Pour le rhumatisme chronique et goutteux, le colchique et l'aconit napel sont les deux remèdes vantés ; nous avons dit comment ils agissent. Le sel de nitre a été remis en vogue par M. Gendrin ; son action sur les urines peut le rendre fort salutaire. L'iodure de potassium, l'huile de foie de morue sont d'excellents médicaments que le médecin oppose souvent et avec raison à la diathèse rhumatismale. Les émissions sanguines, plus nécessaires que dans la goutte, doivent être dirigées par le médecin, suivant l'état spécial du malade. Le quinquina doit combattre les réactions fébriles, et le malade doit se soumettre à un régime raisonné qui sera pour lui le meilleur traitement général de la maladie.

Comme liniment, l'huile de marrons d'Inde produit les mêmes effets prompts et salutaires que dans la goutte. Elle calme les douleurs, ramène les différentes parties de l'articulation à leur état normal, et empêche le dépôt des concrétions morbides.

Le rhumatisme peut être aussi simplement musculaire, et c'est là la forme la plus bénigne — quoique rebelle — et la plus commune du rhumatisme ; il peut affecter toutes les parties fibreuses et musculaires de l'économie ; il choisit quelquefois un muscle, le pourtour d'une articulation de préférence ; il affecte souvent une mobilité extrême et se promène au gré de ses caprices sur une moitié du corps, sur un seul système de muscles. Le torticolis et le lumbago sont des rhumatismes musculaires ; quelques frictions d'huile de marrons d'Inde suffisent quelquefois pour calmer ces affections si cruellement gênantes.

Quant au régime à suivre et aux précautions à prendre contre le rhumatisme, ce sont les mêmes que contre la goutte. J'ajouterai seulement que l'humidité, la suppression trop brusque d'une sécrétion organique étant les causes occasionnelles les plus ordinaires des attaques rhumatismales, on ne saurait trop se précautionner contre elles.

Les eaux thermales et l'hydrothérapie jouent avec raison un grand rôle dans le traitement des affections névralgiques et rhumatismales ; dans le cadre restreint d'une notice spécialement consacrée à l'étude des propriétés calmantes de l'huile de marrons d'Inde, nous devons nous borner à rappeler qu'en constatant leurs excellents effets, la science recommande surtout aux malades de n'en faire usage que sous la sage direction d'un médecin éclairé.

L'erreur la plus funeste pour un malade sera toujours de croire qu'il peut se traiter d'après ses propres inspirations. On ne peut être juge et partie dans sa propre cause, et la maladie est, de toutes les causes humaines, celle qui exige le plus de lumières, le plus d'expérience du juge appelé à statuer, du médecin.

TABLE.

FIN DE LA TABLE.

Paris. — Typ. Walder, rue Bonaparte, 44.

www.ingramcontent.com/pod-product-compliance
Ingram Content Group UK Ltd.
Pitfield, Milton Keynes, MK11 3LW, UK
UKHW020411230726
13925UKWH00004B/1345

9 782019 223267